BEI GRIN MACHT SICH IHR WISSEN BEZAHLT

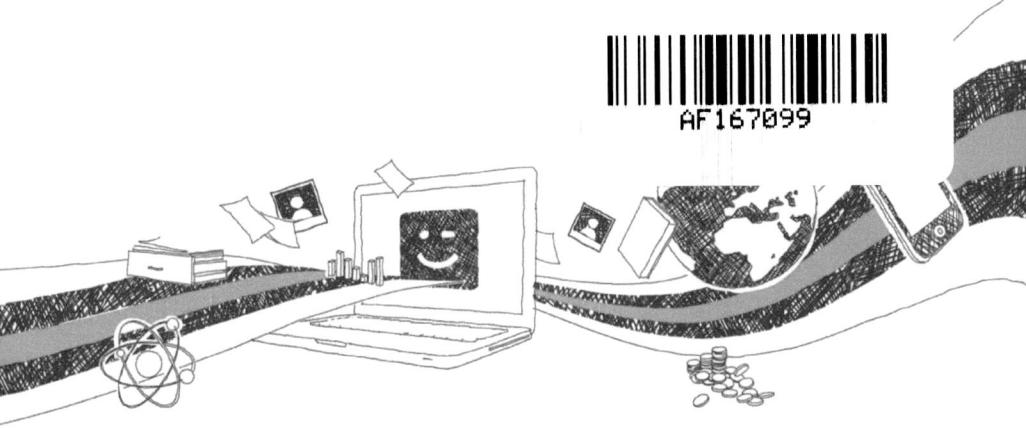

AF167099

- Wir veröffentlichen Ihre Hausarbeit,
  Bachelor- und Masterarbeit

- Ihr eigenes eBook und Buch -
  weltweit in allen wichtigen Shops

- Verdienen Sie an jedem Verkauf

Jetzt bei www.GRIN.com hochladen
und kostenlos publizieren

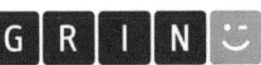

Bibliografische Information der Deutschen Nationalbibliothek:

Die Deutsche Bibliothek verzeichnet diese Publikation in der Deutschen National-bibliografie; detaillierte bibliografische Daten sind im Internet über http://dnb.d-nb.de/ abrufbar.

Impressum:

Copyright © 2019 GRIN Verlag
Druck und Bindung: Books on Demand GmbH, Norderstedt Germany
ISBN: 9783346136527

Dieses Buch bei GRIN:

https://www.grin.com/document/520108

Stefan Weirauch

Geschäftsmodelle und die Digitalisierung im Gesundheitssektor. Analyse von Geschäftsmodellinnovationen mit dem Business Model Navigator

GRIN Verlag

GRIN - Your knowledge has value

Der GRIN Verlag publiziert seit 1998 wissenschaftliche Arbeiten von Studenten, Hochschullehrern und anderen Akademikern als eBook und gedrucktes Buch. Die Verlagswebsite www.grin.com ist die ideale Plattform zur Veröffentlichung von Hausarbeiten, Abschlussarbeiten, wissenschaftlichen Aufsätzen, Dissertationen und Fachbüchern.

Besuchen Sie uns im Internet:

http://www.grin.com/

http://www.facebook.com/grincom

http://www.twitter.com/grin_com

FernUniversität in Hagen

Geschäftsmodellinnovationen im Gesundheitssektor - Eine strukturierte Literaturstudie auf der Grundlage des Business Model Navigators

Seminararbeit

Vorgelegt der Fakultät für Wirtschaftswissenschaft
der FernUniversität in Hagen
Lehrstuhl für Betriebswirtschaftslehre,
insbesondere Informationsmanagement

Von: Stefan Weirauch

Abgabe am: 30.11.2019

Wintersemester 2019/20

Inhaltsverzeichnis

Abbildungsverzeichnis

Tabellenverzeichnis

Abkürzungsverzeichnis

E-Health	electronical Health
mHealth	mobile Health
SJR	SCImago Journal Rank
JCR	Journal Citation Reports
VHB	Verband der Hochschullehrer für Betriebswirtschaft e.V.
AISeL	Association for Information Systems eLibrary
WHO	World Health Organisation
ePa	elektronische Patientenakte
ehr	electronical health record
AI	Artificial Intelligence
PaaS	Plattform as a Service

1 Einführung

Der Gesundheitssektor gilt als einer der am schnellsten wachsenden Sektoren und ist damit auch mit einer hohen Innovationsdynamik verbunden. Längst spricht man nicht mehr von einem Patienten, sondern einem Kunden, der von sich selbst heraus aktiv wird, zum Teil sogar selbstständig entscheidet, was für ein medizinisches Angebot er nutzen und wahrnehmen möchte. (Granig / Hartlieb / Lingenhel 2016, S. 194)

Unternehmen sehen sich daher zwei Problematiken gegenübergestellt:

1. Wie kann ich mich vom Wettbewerb abheben, damit Kunden aktiv mein Angebot wahrnehmen?
2. Wie stelle ich sicher, dass ich nicht durch die Innovationsdynamik meiner Wettbewerber vom Markt verdrängt werde?

Eine besondere Herausforderung stellt dabei die hohe Transparenz und zunehmende Homogenität bei Produkten und Dienstleistungen dar, welche bei Erfolg schnell nachgeahmt werden können. In den letzten Jahren rückt der Fokus also immer mehr darauf Geschäftsmodellinnovationen zu entwickeln, um eine Strategie für die Differenzierung im Wettbewerb zu haben. (Granig / Hartlieb / Lingenhel 2016, S. 195)

Diese Arbeit konzentriert sich darauf, den Einfluss der Digitalisierung auf den Gesundheitssektor abzubilden und eine Grundlage für Geschäftsmodellinnovationen zu definieren. Ein besonders großer Wert wird daraufgelegt, bereits bestehende Geschäftsmodellinnovationen im Gesundheitssektor aus der Literatur zu identifizieren und diese im Rahmen des Business Model Navigators, zu analysieren. Der Fokus liegt vor allem darin festzustellen, warum es sich bei diesen Geschäftsmodellinnovationen um eine solche handelt.

2 Methodik

Im Rahmen der Literatursuche wird die relevante Literatur identifiziert. Bei der Suche werden die folgenden Fragen gestellt:

- Was wird gesucht?
- Wo wird gesucht?
- Wie wird gesucht?
- Wie lange wird gesucht? (Brink 2013, S. 5)

Für den Beginn der Literaturrecherche gilt es erst einmal das Thema zu analysieren, um sich der Frage nach dem „Was?" zu stellen. Mit dem Titel der Thematik „Geschäftsmodellinnovationen im Gesundheitssektor - Eine strukturierte Literaturstudie auf der Grundlage des Business Model Navigators" lassen sich die ersten entscheidenden Begriffe identifizieren:

Geschäftsmodellinnovation, Gesundheitssektor, Business Model Navigator

Nimmt man noch den Titel des Seminars hinzu „Geschäftsmodellinnovation durch Digitalisierung" ergänzt sich die Liste um den Punkt:

Digitalisierung

Aus diesen vier Begriffen lassen sich rein logische Kombinationen zusammenstellen. Dabei ist darauf zu achten, dass bei Kombinationen wie „Digitalisierung und Gesundheitssektor" und „Gesundheitssektor und Digitalisierung" nicht zwangsläufig dasselbe gemeint ist. Bspw. könnte „Digitalisierung und Gesundheitssektor" eine Aussage über den zukünftigen Einfluss der Digitalisierung in den Gesundheitssektor beschreiben, während „Gesundheitssektor und Digitalisierung" beschreibt, wie sich der Gesundheitssektor im Rahmen der Digitalisierung gewandelt hat. Diese lassen sich anhand einer Prioritätenliste, aufgrund der Erwartung, die an diese Kombinationen gerichtet wird, vorkategorisieren. Zu diesem Zweck wird eine Priorisierung angehängt mit folgenden Priorisierungskriterien:

Priorität 1: Begriff/Kombination bilden den Kern des Themas ab

Priorität 2: Begriff/Kombination schaffen den Rahmen für den Aufbau der Thematik

Priorität 3: Begriff/Kombination dienen ausschließlich der Definition

	Geschäftsmodellin-novation	Gesundheitssektor	Business Model Navigator	Digitalisierung
Geschäftsmodellin-novation	Geschäftsmodellin-novation	Geschäftsmodellin-novation und Gesundheitssektor	Geschäftsmodellin-novation und Business Model Navigator	Geschäftsmodellin-novation und Digitalisierung
	3	1	3	2
Gesundheitssektor	Gesundheitssektor und Geschäftsmodellinnovation	Gesundheitssektor	Gesundheitssektor und Business Model Navigator	Gesundheitssektor und Digitalisierung
	1	2	2	1
Business Model Navigator	Business Model Navigator und Geschäftsmodellinnovation	Business Model Navigator und Gesundheitssektor	Business Model Navigator	Business Model Navigator und Digitalisierung
	3	3	3	3
Digitalisierung	Digitalisierung und Geschäftsmodellin-novation	Digitalisierung und Gesundheitssektor	Digitalisierung und Business Model Navigator	Digitalisierung
	3	1	3	3

Tabelle 1: Priorisierungsmatrix des Kernthemas

Daraus abgeleitet lässt sich sagen, der Fokus soll nicht darauf beruhen, eine umfassende Beschreibung oder Erklärung für Geschäftsmodellinnovationen oder den Business Model Navigator zu erstellen, sondern diese als Grundlage der Thematik zu nutzen. Dem gegenüber stehen Kombination wie „Geschäftsmodellinnovation und Gesundheitssektor" und „Gesundheitssektor und Digitalisierung" die den Kern des Themas abbilden.

Für das weitere Vorgehen wird also zuerst nach Literatur gesucht, die absteigend der Priorisierung für die Erläuterung des Kernthemas dienen. So wird der Fokus vorrangig auf die Begriffe der Priorisierung 1 gelegt. Für den Einstieg in die Thematik gilt es nun erste Literatur zu identifizieren, die als Ausgangspunkt für das weitere Vorgehen genutzt werden kann. Diese Literatur stammt aus verschiedensten Hochschuldatenbanken, darunter der UB-Katalog der Universitätsbibliothek Hagen, das OPAC der Hochschul- und Kreisbibliothek Bonn-Rhein-Sieg und das OPAC der Technischen Hochschule Nürnberg Georg Simon Ohm usw.

Der nächste Schritt zielt darauf ab, markante oder wiederkehrende Begriff innerhalb dieser Literatur ausfindig zu machen und festzuhalten, die für den Kernbereich benötigt werden. Exemplarisch sei hier genannt: *„Die Digitale Transformation im Gesundheitswesen: Transformation, Innovation, Disruption."* (Matusiewicz / Elmer / Pittelkau 2017) Hier stößt man schon im Abschnitt der Einführung in die Headlines auf Begriffe wie Electronic Health (E-Health), Mobile Health (mHealth) und Automotive Health. In einem rekursiven Verfahren wird die bisher gesammelte Literatur durchlaufen und nach besonders auffälligen Begrifflichkeiten durchsucht. Das Ergebnis dieses Verfahrens bildet eine Matrix, wie in Anhang I, aus der sich zwei Dinge erkennen lassen. Als Erstes sind häufiger verwendete Begriffe aus unterschiedlicher Literatur anhand der Häufigkeit ihres Vorkommens ablesbar. Die Begriffe, die in mehr als 1/3 der angegebenen Literatur vorkommen, sind: Telemedizin, E-Health, mHealth, elektronische Patientenakte, Wearables, KI, Robotik und Digital Health. Des Weiteren lässt sich festhalten, dass alle im rekursiven Verfahren erfassten Begriff auch in der vorher genannten Literatur von Matusiewicz wiederzufinden sind. Besonders interessant wird es, wenn man beachtet, dass der Begriff „automotive Health" in der bisherigen Recherche nur ein weiteres Mal fällt. Und zwar im Buch *„Automotive Health: Gesundheit im Auto im (Rück-)Spiegel der Kundenbedürfnisse"* (van Berck / Knye / Matusiewicz 2019), bei dem Matusiewicz ebenfalls als Autor gelistet ist. Das könnte ein Indiz dafür sein, dass entweder sich dort eine Thematik versteckt, die noch nicht hinreichend genug erforscht wurde oder die bisherige Recherche unvollständig ist.

Die bisherige Recherche soll nun um qualifizierte Artikel von qualifizierten Journals erweitert werden. Hierzu werden die EBSCOhost Datenbank "*Applied Science & Technology Source*", "*Business Source Ultimate und Library*", "*Information Science & Technology Abstracts*" genutzt. Für die Suche nach qualifizierten Artikeln wird eine Orientierung sowohl an der in Tabelle 1.1 genannten Begriffe, sowie der aus Anhang I identifizierten, wiederkehrenden Begriffe genutzt. Dabei werden verschiedene Suchkombinationen genutzt, um einen möglichst großen Suchbereich abdecken zu können. Besonderen Wert wird auf Suchquerys gelegt, die darauf abzielen, konkrete Geschäftsmodellinnovationen oder auch allgemeine Geschäftsmodelle in einem festgelegten Bereich zu finden. Eine beispielhafte Suchquery:

("AI" or "KI" or "Artificial Intelligence") and ("business model innovation" or "business model" or "business") and ("health" or "healthcare" or "digital health")

Unter qualifiziert ist zu verstehen, dass die gesuchten Artikel zum einen Peer-Reviewed sind, zum anderen sollen die Journals selbst noch anhand Ihrer Qualität ausgewählt werden. Die Qualität eines Journals kann dabei sowohl anhand des SCImago Journal Rank (SJR) indicator, des Journal Citation Reports (JCR), als auch dem VHB-JOURQUAL3 gemessen werden. Für einen allumfassenden Blick finden sich in Anhang II alle Artikel, die sich während der Recherche für eine Qualitätsprüfung geeignet haben. Mit der Prüfung der Journals nach SJR, JCR und VHB-JOURQUAL3 wird schnell ersichtlich, dass eine Auswahl auf Basis des VHB-JOURQUAL3 nicht sinnvoll ist, da zu wenige in der Liste auftretende Journals überhaupt aufgeführt werden. Auch wenn der SJR Index, im Gegensatz zum VHB-JOURQUAL3, ungenauer hinsichtlich der Qualifikation eines Journals ist, werden die Journals im Rahmen dieser Arbeit absteigend ihres SJR Index integriert. Das Ergebnis dieser Journalsuche ist im Anhang II beigefügt.

Als weitere qualifizierte Literatur werden ausgewählte Fachkonferenzen, die über Association for Information Systems eLibrary (AISeL) gesucht werden können, in die Arbeit einbezogen. Da AISeL allerdings keine Suchkombination verschiedener Begriffe unterstützt, wie es bei EBSCOhost der Fall ist, fokussiert sich die Suche hier auf die aus Tabelle 1 und Anhang I genannten Begriffe.

Zum Zweck des vollständigen Verständnisses, fehlt abschließend noch Literatur, die die Arbeit um die bedeutsamen Definitionen ergänzen. Diese Definitionen sollen festlegen:

- Was versteht man unter dem Gesundheitssektor?
- Wann spricht man von einer Geschäftsmodellinnovation?
- Wie ist der Business Model Navigator zu verstehen?

Die Beantwortung dieser Fragen orientiert sich an Fachbüchern, die sich diesen Fragestellungen bereits gewidmet haben. So kann bspw. aus dem Buch „Geschäftsmodellinnovationen: Grundlagen, bestehende Ansätze, methodisches Vorgehen und B2B-Geschäftsmodelle" von Schallmo oder aus „55 innovative Konzepte mit dem St. Galler Business Model Navigator" von Gassmann, Frankenberger und Csik eine entsprechende Definition für eine Geschäftsmodellinnovation entnommen werden.

3   Ergebnis der Recherche

Die Repräsentation der Rechercheergebnisse soll nun in Form einer verkürzten wissenschaftlichen Arbeit, wie er als Teil einer Seminar-/Bachelor- oder sogar Masterarbeit aussehen könnte, abgebildet werden. Dieser Abschnitt besteht dabei überwiegend aus einem definitorischen Teil und spiegelt hauptsächlich bestehendes Wissen wider.

3.1   Gesundheitssektor

Bornewasser (2014, S. 15) liefert eine der wenigen Definitionen die sich über den Gesundheitssektor finden lassen. Ihre Behauptung:

„Der Gesundheitssektor gilt als einer der größten Dienstleistungsbereiche, der bislang vornehmlich von Medizinern gestaltet wurde."

Die einzig weitere, tiefergehende Definition für den Gesundheitssektor geben Welfens/Emons/Schröder (2016, S. V). Sie behaupten:

„Der Gesundheitssektor zählt in Deutschland bzw. der EU zu dem dynamisch wachsenden Sektoren, der vom medizinischen Fortschritt einerseits und andererseits einer strukturell wachsenden Nachfrage in der alternden Gesellschaft bestimmt ist. [...] Dabei ist der Gesundheitssektor ein teilweise von hoher Innovationsdynamik geprägter Wirtschaftsbereich, [...] Der Gesundheitssektor weist jedoch, getrieben von materiellen Anreizmechanismen und marktbasierter Konkurrenz, aber auch immateriellem Anreiz bzw. der Angst der Patienten und Ärzte vor dem Tode, auch eine hohe Produktivitätssteigerung bzw. Innovationsdynamik auf."

Der Grund für den spärlichen Gebrauch des Begriffes Gesundheitssektor liegt in dem als synonym verwendeten Begriff Gesundheitswesen, der von Busse/Schreyögg/Stargardt (2017, S.2) definiert wird als *„Gesamtheit des organisierten Handelns als Antwort auf das Auftreten von Krankheit und Behinderung und zur Abwehr gesundheitlicher Gefahren."* und in der Literatur auch häufiger als Gesundheitsversorgung (Health Care) verstanden wird.

3.2   Digitalisierung im Gesundheitssektor

Die Digitalisierung ist ein fortlaufender Wandel, für den Dwertmann/Schürholz (2017, S. 165 ff.) im Zusammenhang mit dem Gesundheitswesen behaupten:

„Die Digitalisierung hat das Gesundheitswesen später erfasst als andere Branchen mit weniger sensiblen Gütern. Perspektivisch wird sie das Gesundheitssystem jedoch

revolutionieren. Nach einigen Vorhersagen wird sich eine derzeit IT-gestützte Medizin zu einer IT-zentrierten Medizin entwickeln."

Die Digitalisierung wirkt sich im Gesundheitswesen, zum einen auf die verbesserte medizinische Behandlung (Dwertmann / Schürholz 2017, S. 166) und zum anderen den immer weiter steigenden Fachkräftemangel (Schmidt 2018, S. 17), positiv aus.

3.2.1   E-Health

Innerhalb der letzten 10 Jahre hat sich der Begriff des E-Health immer mehr gefestigt. Alleine seit 2014 wurden 4600 veröffentlichte Artikel zum Thema E-Health identifiziert. (Rodriquez / Pérez-Stable 2017)

Laut Chesser et al. (2016) beschreibt die World Health Organisation (WHO) E-Health als:

"Transfer of health resources and health care by electronic means."

Unter E-Health versteht man also all solche elektronischen Anwendungen, die der Beschaffung von Gesundheitsinformationen und der interaktiven Kollaboration über Entfernungen hinweg dienen. Ein zentrales Element, dass sich in diesem Umfeld entwickelt hat ist die sogenannte elektronische Patientenakte (ePa) bzw. electronical health record (EHR). Diese dienen dazu Patientendaten auf elektronischem Weg zu jeder Zeit verfügbar zu machen. (Hirsch et al. 2017)

Die Trennung zwischen E-Health und Telehealth ist in der Literatur nicht immer eindeutig. Telehealth beschreibt die entfernte Gesundheitsversorgung, die über Kommunikationstechnologien, wie z. B. dem Telefon, stattfindet.

3.2.2   mHealth

Ein weiterer größerer Teilbereich, der sich im E-Health entwickelt hat, wird unter dem Begriff mobile Health bzw. mHealth zusammengefasst. Ähnlich wie beim E-Health ist die Anzahl an wissenschaftlichen Publikationen über mHealth in der Zeit zwischen 2010 und 2015 stark gestiegen.

Nach Cameron / Ramaprasad / Syn (2017) beschreibt WHO mHealth als:

"medical and public health practice supported by mobile devices, such as mobile phones, patient monitoring devices, personal digital assistants (PDAs), and other wireless devices... [It] involves the use and capitalization on a mobile phone's core utility of voice and short messaging service (SMS) as well as more complex functionalities and

applications including general packet radio service (GPRS), third and fourth genera-
tion mobile telecommunications (3G and 4G systems), global positioning system
(GPS), and Bluetooth technology."

Häufig wird mHealth auch in Verbindung mit Wearables genannt. Darunter sind trag-
bare Geräte zu verstehen, die am bzw. im Körper befestigt sind, um medizinische
Daten zu erfassen. Unterschieden wird hierbei zwischen vom Konsumenten freiwillig
getragenen Geräten, Geräten, die verschrieben werden, Geräten die in den Körper
implantiert werden und stationären Geräten. Da diese Geräte hauptsächlich der
Sammlung von Informationen dienen, werden die Ergebnisse auf Endgeräten wie z.
B. dem Smartphone wiedergegeben. (Banerjee / Hemphill / Longstreet 2018)

3.2.3   Digital Health

Die Abtrennung zwischen E-Health und Digital Health ist besonders schwierig. Die
Grenzen zwischen diesen beiden Bereichen verschwimmen sehr häufig. Während wir
uns bei E-Health auf die elektronischen Anwendungen für den tatsächlichen Transfer
konzentrieren, legt Digital Health den Fokus auf das gesamte Spektrum von Technologien im Zusammenhang mit Gesundheit und Medizin. (Lupton 2014)

Ein Teilbereich der sich im Digital Health ergibt, ist die sogenannte Artificial Intelligence (AI). AI bietet im Gesundheitskontext ganz besondere Potenziale. AI bilden
dabei Computerprogramme, die analog zum Menschen lernen und Entscheidungen
treffen können. AI wird im Gesundheitsbereich auf drei Arten in Unternehmen ange-
wendet, assisted intelligence, augmented intelligence,

und autonomous intelligence. Assisted Intelligence als Unterstützung der Aktivitäten,
die das Unternehmen bereits durchführt, augmented intelligence verändert oder erweitert die bestehenden Aktivitäten und autonomous intelligence arbeitet eigenstän-
dig zur Erreichung der Geschäftsziele. (Garbuio / Lin 2019)

3.2.4   Automotive Health

Automotive Health ist ein jüngst aufgekommenes Konzept, das sich hauptsächlich im
deutschsprachigen Raum gebildet hat. In der englischsprachigen Literatur ist automotive Health noch nicht zu finden. Van Berck / Knye / Matusiewicz (2019) behaupten:

„Automotive Health [...] führt wortwörtlich die Bereiche Mobilität und Gesundheit unter
Zuhilfenahme digitaler Technologien wie eHealth, mHealth und Telemedizin zusam-
men"

Schon eine Weile existiert das Konzept von datenbasierten Frühwarnsystemen, die sich auf die gesundheitliche Kondition des Autofahrers konzentrieren, wie z. B. den Aufmerksamkeitsassistenten. Van Berck / Knye / Matusiewicz (2019) ergänzen, dass das Ziel des Automotive Health ein Konzept darstellt, bei dem gilt:

„Die Fahrenden sollen erholter und gesünder am Zielort ankommen."

3.3 Geschäftsmodellinnovation

Für eine Geschäftsmodellinnovation existiert keine einheitliche, allgemeingültige Definition. Vielmehr versteht jeder die Geschäftsmodellinnovation auf andere Art und Weise, wie eine Auflistung der gängigsten Definitionen zeigt. Die Spannweite der Definitionen reicht hier von der Weiterentwicklung einzelner Elemente des Geschäftsmodells, über die Bereitstellung neuer Produkte und Dienstleistungen, die es so vorher noch nicht gab, bis hin zur kompletten Neuentwicklung eines Geschäftsmodells. (Schallmo / Brecht 2013, S. 26)

3.3.1 Business Model Navigator

Gassmann / Frankenberger / Csik (2017, S. 22) behaupten:

„Der Business Model Navigator ist eine aktionsorientierte Methodik, die es jedem Unternehmen ermöglicht, die dominante Branchenlogik zu durchbrechen und das eigene Geschäftsmodell zu innovieren"

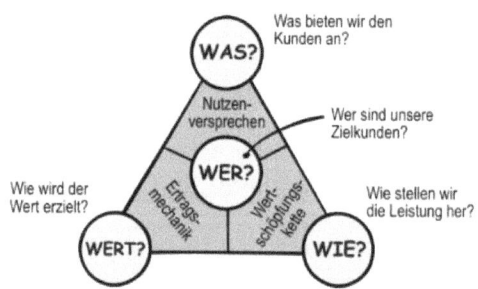

Abbildung 1 Die vier Dimensionen eines Geschäftsmodells

Quelle: entnommen aus Gassmann / Frankenberger / Csik (2017, S.7)

Er bietet die Möglichkeit ein Geschäftsmodell anhand der vier Dimensionen eines Geschäftsmodells, die in Abb.1 dargestellt sind, zu analysieren.

Wer	sind die wichtigsten Kunden, Kundensegmente und Absatzkanäle?

Was	sind die Probleme und Bedürfnisse der Kunden, die gelöst werden? Welcher Wert wird für den Kunden geschaffen und wie grenzt man sich vom Wettbewerb ab?
Wie	werden die Schlüsselressourcen eingesetzt, um diese Kundenprobleme zu lösen und welche Kernkompetenzen werden benötigt?
Wert	Wodurch wird der finanzielle **Wert** geschaffen, welche finanzielle Risiken gibt es und was sind die größten Kostenträger. (Gassmann / Frankenberger / Csik 2017, S. 30)

Tabelle 2: Beschreibung der Dimensionen des Geschäftsmodells

Zusätzlich definieren Gassmann/Frankenberger/Csik (2017, S. 8) konkret:

„Um eine Geschäftsmodellinnovation handelt es sich dann, wenn mindestens zwei dieser vier Elemente geändert werden."

3.3.2 Geschäftsmodellinnovationen im Gesundheitssektor

Im Folgenden werden die Geschäftsmodelle, die in Fachartikeln identifiziert werden konnten, nach den Dimensionen des Geschäftsmodelles untersucht, festgelegt welche Dimensionen in den Artikeln abgebildet sind und warum es sich bei beschriebenem Geschäftsmodell nach Gassmann, Frankenberger und Csik's um eine Geschäftsmodellinnovation handelt.

OpenClinical.net

OpenClinical.net richtet sich vorwiegend an die beteiligten Fachkräfte in der Gesundheitsversorgung und spricht diese auf einem einheitlichen digitalen Weg an. (Wer?) Die OpenClinical.net Plattform bietet eine Lösung, um dem Maß an suboptimaler Patientenversorgung, medizinischen Fehlern und dem verschwenderischen Umgang mit Ressourcen, die aufgrund des hohen Informationsdruckes entstehen, entgegenzuwirken. (Was?) Das Konzept der Plattform unterstützt ein Open Source und Open Access Wissensspeicher (Reportoire), der Echtzeit Zugriff auf personalisierte Entscheidungsunterstützungen, Workflows und anderen Dienstleistungen bietet. Weiterhin verfolgt die Plattform das Ziel, dass dieser Wissensspeicher durch Mitglieder des OpenClinical.net Netzwerkes angereichert und erweitert wird. Mitglieder können das Prozessmodellierungstool „Tallis composer" herunterladen, PROforma Modelle erstellen, welche Serverseitig ausgewertet und als Website gerendert werden. (Wie?) (Fox et al. 2015)

Betrachtet man das Modell von OpenClinical.net, kann man festhalten, dass der Weg auf dem die Kunden erreicht werden, einen neuen Ansatz bildet. Auch das Wie ist an dieser Stelle ein in dieser Form neues Konzept, da Mitglieder proaktiv an der Erweiterung der Plattform mitwirken können.

AINDRA

AINDRA richtet sich an alle Personen, bei denen das Thema Krebsdiagnose eine wichtige Rolle spielt, (Wer?) um eine schnellere und genauere Diagnose stellen zu können, als bis dato möglich war. (Was?) AINDRA hat zu diesem Zweck eine AI-Plattform entwickelt, die medizinische Bildklassifikationstechnologie nutzt, um die Diagnose zu verbessern. (Garbuio / Lin 2019, S. 63)

Die Krebsdiagnose ist nicht unbedingt neu, auch die Personengruppe, für die diese interessant ist, allerdings schafft AINDRA mit einer schnelleren und genaueren Analyse einen deutlichen Mehrwert für das Kundensegment. Auch die Verwendung einer AI-Plattform, die medizinische Bildklassifikationstechnologie nutzt, ist ein neues Vorgehen zur Diagnose, daher illustriert AINDRA über die Dimensionen Was und Wie eine Geschäftsmodellinnovation.

iCarbonX

iCarbonX bietet eine datenbasierte, hoch individuelle Gesundheitsversorgung für Patienten, die es ermöglicht, dem Patienten genauere Diagnosen zu stellen. iCarbonX grenzt sich hier vor allem durch das Wie vom Wettbewerb ab. (Was?) iCarbonX nutzt massive Mengen an Datensätzen, um ihren AI-Algorithmus, der für die verbesserte Gesundheitsversorgung zuständig ist, auszubauen. Diese werden durch digitale Allianzen mit personalisierten Medizin-Startups auf der ganzen Welt, sowie Biotechnologie erzeugt. (Wie?) (Garbuio / Lin 2019, S. 63)

Dass es sich bei iCarbonX um eine Geschäftsmodellinnovation handelt, wird im Zusammenwirken zwischen den Dimensionen des Was und Wies deutlich. Grundsätzlich hebt sich iCarbonX durch die Art und Weise, wie für den Kunden der Mehrwert einer hoch individuellen Gesundheitsversorgung geschaffen wird, ab.

Mayo Clinic

Für die Patienten wird hier ein neuer Weg eingeschlagen, kürzere und effizientere Krankenhausaufenthalte zu schaffen. Außerdem wirkt es dem bereits genannten Fachkräftemangel entgegen. Die Mayo Clinic setzt auf das Konzept einer ärztelosen Klinik, bei der die Arbeit von AI übernommen wird. Laut Artikel ist die Mayo Klinik aber noch nicht so weit, da bisher noch nicht genügend Tests bzgl. der Sicherheitsstandards durchgeführt wurden. Bis dahin nutzt die Mayo Klinik aber schon Roboter, die Chirurgen bei Operationen unterstützen. (Garbuio / Lin 2019, S. 63)

Auch die Mayo Clinic repräsentiert durch das Zusammenspiel zwischen dem Was und Wie eine Abgrenzung zum Wettbewerb und bildet aus diesem Zusammenspiel eine Geschäftsmodellinnovation.

Imagen Technologies

Imagen Technologies ist ein Gesundheitstechnologie Startup, das danach strebt, Diagnosefehler zu reduzieren, die Ergebnisse für den Patienten zu verbessern und langfristig die Früherkennung und den Umgang von Krankheiten zu optimieren. (Was?) Imagen Technologies nutzt ein hochmodernes AI-System zur medizinischen Bildanalyse, um Pathologien zu erkennen und Krankheiten frühzeitig in medizinischen Bildern zu identifizieren. (Wie?) (Garbuio / Lin 2019, S. 70)

Ähnlich wie AINDRA nutzt Imagen Technologies Bildtechnologie in Kombination mit AI, im Unterschied beschränkt sich Imagen Technologies allerdings nicht auf ein spezifisches Krankheitsbild, sondern lässt den Spielraum offen allgemein Krankheiten zu erkennen.

Enlitic

Enlitic beschäftigt sich vor allem mit dem Bereich des Deep Learnings einer AI und unterstützt Ärzte und medizinische Einrichtungen bei der Geschwindigkeit und Genauigkeit von Diagnosen. Zusätzlich werden Patienten, die Aufgrund verdächtiger Ergebnisse ein erhöhtes Risiko aufweisen, hervorgehoben. (Was?) Enlitic setzt auf eine AI, die verschiedenste Datenquellen analysiert und mit Hilfe eines Deep-Learning-Algorithmus weiterzuverarbeiten. (Wie?) (Garbuio / Lin 2019, S. 70)

Enlitic nutzt mit dem Deep-Learning einen speziellen Bereich der AI und schafft nutzbringende Verbindung zum medizinischen Kontext. Besonders Gefahrenpotenzial frühzeitig zu erkennen bildet einen großen Mehrwert.

Intendu

Richtet sich an Menschen mit Hirnschäden und (Wer?) hilft diesen, ein Training der kognitiven Fähigkeit zu Hause durchführen zu können. (Was?) Dies geschieht durch den Einsatz von realen, interaktiven Szenarien und einer bewegungsgesteuerten Videokamera. Außerdem ist das System adaptiv und kann das Trainingsprogramm in Echtzeit an die Leistung, das Biofeedback und die Rehabilitationsbedürfnisse des Patienten anpassen. (Wie?) (Garbuio / Lin 2019, S. 71)

Die Kernidee, dem Patienten die Möglichkeit zu geben, sein Training von zu Hause aus durchführen zu können, in Kombination mit der Art und Weise wie dies geschieht, liefert einen ganz neuen Ansatz für die Behandlung von Hirnschäden.

Your.MD

Your.MD ermöglicht eine schnelle und genaue Diagnose, statt Präventiv- und Kurativmaßnahmen. Mit OneStop Health geht Your.MD sogar soweit, dass der Patient seinen medizinischen Weg selbst organisieren und steuern kann. (Was?) Your.MD setzt dabei auf eine AI, die die Patienten bei der Erstellung einer Vordiagnose unterstützen. Ein zusätzliches Netzwerk vertrauenswürdiger Gesundheitsdienstleister erlaubt es dem Patienten selbstständig über die eigene Behandlung zu entscheiden. (Wie?) (Garbuio / Lin 2019, S. 71)

Your.MD ist das ideale Beispiel einer Geschäftsmodellinnovation. Nicht nur das Konzept, Menschen die Möglichkeit zu bieten mit Hilfe einer AI eine Vordiagnose stellen zu können und daraus Maßnahmen abzuleiten, war innovativ. Auch den Schritt, den man mit OneStop Health gegangen ist, verkörpert eine weitere Geschäftsmodellinnovation.

Patientlikeme.com

Patientlikeme.com richtet sich in erster Linie an Patienten, aber auch an Fachkräfte in der Gesundheitsversorgung. (Wer?) Patienten können ihren Gesundheitsdaten mit der Plattform teilen, um den eigenen Fortschritt zu dokumentieren, anderen Patienten zu helfen oder sogar die Forschung zu unterstützen. Für den Patienten entsteht dadurch ein Mehrwert, wie sie mit einer bestimmten Erkrankung umgehen sollten. Ärzten wird hier der Mehrwert geschaffen, indem sie direkt aus Echtzeitdaten der Patienten lernen können. (Was?) Patientlikeme.com verkörpert eine Online-Community Plattform. (Wie?) (Garbuio / Lin 2019, S. 72)

Patientlikeme.com zeichnet sich besonders durch die angesprochenen Zielgruppen aus und ist speziell aus ärztlicher Sicht eine Neuerung, die es erlaubt, reale Daten in der Forschung und Behandlung zu verwenden.

Wellframe

Wellframe richtet sich an solche, die sich an bestimmte Gesundheitspläne halten müssen, damit sich ihr gesundheitlicher Zustand verbessert statt verschlechtert. (Wer?) Patienten erhalten Pläne für die Verbesserung der Gesundheit und werden stärker dazu animiert diesen auch zu Folgen. Außerdem werden Patienten und Pfle-

geteams in engere Verbindung gesetzten. (Was?) Über eine mobile App, die als Fern-
überwachungssystem Daten sammelt, können medizinische Kosten gesenkt werden.
(Wie?)

Wellframe bietet dem Patienten ein einfaches Tool zur Überwachung seines medizinischen Zustandes und erlaubt eine bessere Organisation zwischen Patienten und
Pflegepersonal.

Datica

Datica richtet sich an Gesunheitsdienstleister (Wer?) und schafft für diese eine Plattform der Interoperabilität zwischen ePa und weiteren Aufzeichnungen wie Radiolo-
gie-Informationssysteme (RIS) und Bildarchivierungs- und Kommunikationssysteme
(PACS), wo durch Betriebskosten gesenkt und die betriebliche und administrative
Effizienz gesteigert werden kann. (Was?) Diese Integration findet automatisch in einer cloudbasierten digitalen Plattform statt, (Wie?) die im Rahmen eines Plattform
as a Service (PaaS) Modell angeboten wird. (Wert?) (Garbuio / Lin 2019, S. 75)

Mit der Lösung bietet Datica ein gesamtheitlich neues Angebot in der Verknüpfung
von medizinischen Daten und cloudbasiertem System.

MomConnect

MomConnect richtete sich gezielt an schwangere Frauen in Südafrika. Ziel ist es,
diesen Frauen den Zugang zu Gesundheitsdiensten zu ermöglichen und sie zu er-
mutigen, frühzeitig eine Schwangerschaftsklinik zu besuchen. MomConnect setzt
hier auf die Tatsache, dass jede Person in Südafrika Zugang zu einem Mobiltelefon
hat. Registrierte Frauen erhalten kostenlose SMS und können von sich aus über
drei Arten mit dem Health Desk interagieren.

1. Einfache Umfrage zur Bewertung der erhaltenen Leistung.
2. Weitere Informationen anfragen.
3. Beschwerden oder Komplimente abgeben (Barron et al. 2016)

Schwangeren Frauen den Zugang zu Gesundheitsdiensten zu ermöglichen ist nichts
Neues. Neu hingegen sind das Kundensegment und die Art wie es diesem Segment
zugänglich gemacht wird.

4 Fazit

Im Gesundheitssektor steckt ein besonders großes Potenzial für Innovationen. Die verschiedenen Bereiche, die sich durch die Digitalisierung eröffnet haben, wie E-Health, mHealth und Digital Health sind gefestigte Begriffe, deren Abgrenzung voneinander allerdings nicht immer ganz eindeutig ist Daher besteht viel Offenheit hinsichtlich neuer technologischer Möglichkeiten. An dieser Stelle weist die Recherche aber auch die Grenzen der Geschäftsmodellinnovationen im Gesundheitssektor auf, da sie hauptsächlich geprägt sind von technologischen Innovationen. Der größte Teil bezieht sich darauf, welche Probleme für die Kunden gelöst werden und wie diese gelöst werden. Nur sehr seltene Ausnahmen, wie bspw. MomConnect zeichnen sich speziell dadurch aus, dass sie ein neues Kundensegment ansprechen. Auch der finanzielle Aspekt wird, in der Literatur, nur selten beleuchtet. Vorwiegend werden die Geschäftsmodellinnovationen in Hinsicht auf den Mehrwert für den Kunden präsentiert, ohne zu erklären wie sich diese Geschäftsmodelle finanziell tragen. Die eingangs genannten beiden Fragen lassen sich damit sehr schnell beantworten:

1. Im Gesundheitssektor hebt sich ein Unternehmen am besten vom Wettbewerb ab, in dem es technologisch am Fortschrittlichsten ist.
2. Zum einen kann dies, nach Punkt 1, sichergestellt werden. Zum anderen in dem das eigene Geschäftsmodell nicht vollständig transparent gemacht wird.

Unternehmen dürfen, selbst wenn sie eine neue, technologische Innovation entwickelt haben, an diesem Punkt nicht verharren. Als perfektes Beispiel sei hier Your.MD genannt, deren erfolgreiches Grundgeschäftsmodell schnell von anderen kopiert wurde. Your.MD hat es geschafft, nicht stehen zu bleiben und mit der Entwicklung des OneStop Health Systems sich wiederum von der Konkurrenz abzusetzen.

Automotive Health lässt erkennen, dass das volle technische Innovationspotenzial im Gesundheitswesen noch lange nicht erreicht ist. Auf internationaler Ebene hat Automotive Health noch keine Bedeutung, auch wenn es sich, gerade für die etablierten Automobilhersteller anbietet, um einen technischen Vorsprung zu erlangen. Abschließend lässt sich sagen, die Digitalisierung wird weiter voranschreiten und auch der Gesundheitssektor wird von dieser Entwicklung betroffen sein. Folglich werden weitere Geschäftsmodellinnovationen entstehen, die die Gesundheitsversorgung auf verschiedensten Wegen optimieren werden.

Anhang

Buchtitel/Begriffe	E-Health	mHealth	digital health	automotive Health	Health 4.0	Robotik	KI	elektronische Patientenakte	souveräne Patient	Smart Data	Telemedizin	AAL	Wearables	IoT
De Digitale Transformation im Gesundheitswesen	x	x	x	x	x	x	x	x	x	x	x	x	x	x
Europäische Innovations- und Spezialisierungsdynamik im Gesundheitssektor														
Fachkräftebedarf im Gesundheits- und Sozialwesen 2030						x	x	x			x			
Digitale Gesundheit 2017	x		x			x	x	x	x	x	x		x	x
Mobile Health im Faktencheck		x									x		x	
Status quo der Digitalisierung im Gesundheitswesen						x	x	x			x			
Smart Healthcare Die Zukunft beginnt heute							x			x	x		x	
AAL- und E-Health-Geschäftsmodelle	x										x	x		
Dienstleistungen im Gesundheitssektor														
Business Planning im Gesundheitswesen											x			
Digitalisierung Bildung | Technik | Innovation	x	x	x			x	x				x		x	
Statista-Dossier zum Thema Digital Health	x	x	x					x			x			
E-Health: Datenschutz und Datensicherheit	x	x	x					x	x		x		x	x
Automotive Health	x	x		x				x			x	x	x	x
Digitales Betriebliches Gesundheitsmanagement	x	x	x			x	x				x		x	
Summe	8	7	6	2	1	6	7	7	3	3	13	3	8	4

Article	Journal	SJR	JCR	VHB
Artificial Intelligence as a Growth Engine for Health Care Startups: EMERGING BUSINESS MODELS (Garbuio / Lin 2019)	California Management Review	2.66	5.0	B
Use of a Digital Health Application for Influenza Surveillance in China (Hswen et al. 2017)	American Journal of Public Health	2.51	5.381	k.R.
The Time Is Now for eHealth Research With Latinos (Rodriquez / Pérez-Stable 2017)	American Journal of Public Health	2.51	5.381	k.R.
What drives E-Health usage? Integrated institutional forces and top management perspectives. (Hsia et al. 2019)	Computers in Human Behavior	1.71	4.306	x
The electronic health record audit file: the patient is waiting (Hirsch et al. 2017)	Journal of the American Medical Informatics Association	1.71	4.292	x
A Change for the Better? Digital Health Technologies and Changing Food Consumption Behaviors (Lowe / Fraser / Souza-Monteiro 2015)	Psychology & Marketing	1.36	1.882	B
OpenClinical.net: A platform for creating and sharing knowledge and promoting best practice in healthcare. (Fox et al. 2015)	Computers in Industry	1.24	4.769	C
Healthcare Robotics (Riek 2017)	Communications of the ACM	0.72	5.410	B

Wearable devices and healthcare: Data sharing and privacy (Banerjee / Hemphill / Longstreet 2018)	Information Society	0.7	1.860	x
The MomConnect mHealth initiative in South Africa: Early impact on the supply side of MCH services (Barron et al. 2016)	Journal of Public Health Policy	0.67	1.675	x
Digital health fiduciaries: protecting user privacy when sharing health data (Arora 2019)	Ethics and Information Technology	0.59	2.34	x
Critical Perspectives on Digital Health Technologies (Lupton 2014)	Sociology Compass	0.55	0.944	x
A Deep-Big Data Approach to Health Care in the AI Age (Neves et al. 2018)	Mobile Networks & Applications	0.43	2.390	x
Navigating the digital divide: A systematic review of eHealth literacy in underserved populations in the United States. (Chesser et al. 2016)	Informatics for health & social care	0.4	1.218	x
Telehealth and ubiquitous computing for bandwidth-constrained rural and remote areas (Steele / Lo 2013)	Personal & Ubiquitous Computing	0.4	x	x
Data Analytics in Smart Healthcare: The Recent Developments and Beyond. (Lytras / Chui / Visvizi 2019)	Applied Sciences	0.38	x	x

Challenges and Opportunities of Internet of Things in Healthcare (Rghioui / Oumnad 2018)	International Journal of Electrical & Computer Engineering	0.37	x	x
Managerial capabilities to address digital business models: The case of digital health (Gauthier / Bastianutti / Haggège 2018)	Strategic Change	0.29	x	x
The relevance of health literacy to mHealth (Kreps 2017)	Information Services & Use	0.29	x	x
There's a gap between digital health information and users — let's close it. (Hilfiker et al. 2019)	Information Services & Use	0.29	x	x
A Survey on Trend, Opportunities and Challenges of mHealth Apps (Jusoh 2017)	International Journal of Interactive Mobile Technologies	0.22	x	x
Improving Physical Activity mHealth Interventions: Development of a Computational Model of Self-Efficacy Theory to Define Adaptive Goals for Exercise Promotion (Baretta et al. 2019)	Advances in Human-Computer Interaction	0.17	x	x
Big data analytics in the health sector: challenges and potentials (Jovanovic Milenkovic / Vukmirovic / Milenkovic 2019)	Management: Journal of Sustainable Business and Management Solutions in Emerging Economies	x	x	x

5 Literaturverzeichnis

Arora, Chirag 2019: Digital health fiduciaries: protecting user privacy when sharing health data. in: Ethics and Information Technology,Vol. 21,Nr. 3 (2019), S. 181–196.

Banerjee, Syagnik / Hemphill, Thomas / Longstreet, Phil 2018: Wearable devices and healthcare: Data sharing and privacy. in: The Information Society,Vol. 34,Nr. 1 (2018), S. 49–57.

Baretta, Dario / Sartori, Fabio / Greco, Andrea / D'Addario, Marco / Melen, Riccardo / Steca, Patrizia 2019: Improving Physical Activity mHealth Interventions: Development of a Computational Model of Self-Efficacy Theory to Define Adaptive Goals for Exercise Promotion. in: Advances in Human-Computer Interaction,Vol. 2019 (2019), S. 1–11.

Barron, Peter / Pillay, Yogan / Fernandes, Antonio / Sebidi, Jane / Allen, Rob 2016: The MomConnect mHealth initiative in South Africa: Early impact on the supply side of MCH services. in: Journal of public health policy,Vol. 37,Suppl 2 (2016), S. 201–212.

Bauer, Christoph / Eickmeier, Frank / Eckard, Michael 2018: E-Health: Datenschutz und Datensicherheit. Herausforderungen und Lösungen im IoT-Zeitalter, Wiesbaden 2018.

Bornewasser, Manfred 2014: Dienstleistungen im Gesundheitssektor. Produktivität, Arbeit und Management, Wiesbaden 2014.

Brink, Alfred 2013: Anfertigung wissenschaftlicher Arbeiten. Ein prozessorientierter Leitfaden zur Erstellung von Bachelor-, Master- und Diplomarbeiten. 4. Aufl., Wiesbaden 2013.

Busse, Reinhard / Schreyögg, Jonas / Stargardt, Tom (Hrsg.) 2017: Management im Gesundheitswesen. Das Lehrbuch für Studium und Praxis. 4. Aufl., Berlin, Heidelberg 2017.

Cameron, Joshua D. / Ramaprasad, Arkalgud / Syn, Thant 2017: An ontology of and roadmap for mHealth research. in: International journal of medical informatics,Vol. 100 (2017), S. 16–25.

Chesser, Amy / Burke, Anne / Reyes, Jared / Rohrberg, Tessa 2016: Navigating the digital divide: A systematic review of eHealth literacy in underserved populations in the United States. in: Informatics for health & social care,Vol. 41,Nr. 1 (2016), S. 1–19.

Dwertmann, Anne / Schürholz, Markus 2017: Soziale und technische Innovation in der Gesundheit. Digitalisierung in der Gesundheit. in: Digitalisierung: Bildung | Technik | Innovation. hrsg. von Wittpahl, V., s.l. 2017, S. 165–172.

Fox, John / Gutenstein, Marc / Khan, Omar / South, Matthew / Thomson, Richard 2015: OpenClinical.net: A platform for creating and sharing knowledge and promoting best practice in healthcare. in: Computers in Industry,Vol. 66 (2015), S. 63–72.

Garbuio, Massimo / Lin, Nidthida 2019: Artificial Intelligence as a Growth Engine for Health Care Startups: Emerging Business Models. in: California Management Review,Vol. 61,Nr. 2 (2019), S. 59–83.

Gassmann, Oliver / Frankenberger, Karolin / Csik, Michaela 2017: Geschäftsmodelle entwickeln. 55 innovative Konzepte mit dem St. Galler Business Model Navigator. 2. Aufl., München 2017.

Gauthier, Caroline / Bastianutti, Julie / Haggège, Meyer 2018: Managerial capabilities to address digital business models: The case of digital health. in: Strategic Change,Vol. 27,Nr. 2 (2018), S. 173–180.

Gersch, Martin / Liesenfeld, Joachim / Amini, Azadeh 2012: AAL- und E-Health-Geschäftsmodelle. Technologie und Dienstleistungen im demografischen Wandel und in sich verändernden Wertschöpfungsarchitekturen. 1. Aufl., Wiesbaden 2012.

Granig, Peter / Hartlieb, Erich / Lingenhel, Doris (Hrsg.) 2016: Geschäftsmodellinnovationen. Vom Trend zum Geschäftsmodell. 1. Aufl., Wiesbaden 2016.

Hilfiker, Sandra Williams / Santana, Stephanie / Freedman, Megan / Harris, Linda M. 2019: There's a gap between digital health information and users — let's close it. in: Information Services & Use,Vol. 39,1-2 (2019), S. 15–22.

Hirsch, Annemarie G. / Jones, J. B. / Lerch, Virginia R. / Tang, Xiaoqin / Berger, Andrea / Clark, Deserae N. / Stewart, Walter F. 2017: The electronic health record audit file: the patient is waiting. in: Journal of the American Medical Informatics Association : JAMIA,Vol. 24,e1 (2017), e28-e34.

Hsia, Tzyh-Lih / Chiang, An-Jen / Wu, Jen-Her / Teng, Nelson N.H. / Rubin, Amir Dan 2019: What drives E-Health usage? Integrated institutional forces and top management perspectives. in: Computers in Human Behavior,Vol. 97 (2019), S. 260–270.

Hswen, Yulin / Brownstein, John S. / Liu, Jeremiah / Hawkins, Jared B. 2017: Use of a Digital Health Application for Influenza Surveillance in China. in: American journal of public health,Vol. 107,Nr. 7 (2017), S. 1130–1136.

Jovanovic Milenkovic, Marina / Vukmirovic, Aleksandra / Milenkovic, Dejan 2019: Big data analytics in the health sector: challenges and potentials. in: Management:Journal of Sustainable Business and Management Solutions in Emerging Economies,Vol. 24,Nr. 1 (2019), S. 23.

Jusoh, Shaidah 2017: A Survey on Trend, Opportunities and Challenges of mHealth Apps. in: International Journal of Interactive Mobile Technologies (iJIM),Vol. 11,Nr. 6 (2017), S. 73.

Kreps, Gary L. 2017: The relevance of health literacy to mHealth. in: Information Services & Use,Vol. 37,Nr. 2 (2017), S. 123–130.

Lowe, Ben / Fraser, Iain / Souza-Monteiro, Diogo M. 2015: A Change for the Better? Digital Health Technologies and Changing Food Consumption Behaviors. in: Psychology & Marketing,Vol. 32,Nr. 5 (2015), S. 585–600.

Lupton, Deborah 2014: Critical Perspectives on Digital Health Technologies. in: Sociology Compass,Vol. 8,Nr. 12 (2014), S. 1344–1359.

Lytras, Miltiadis D. / Chui, Kwok Tai / Visvizi, Anna 2019: Data Analytics in Smart Healthcare: The Recent Developments and Beyond. in: Applied Sciences,Vol. 9,Nr. 14 (2019), S. 2812.

Matusiewicz, David / Elmer, Arno / Pittelkau, Christian (Hrsg.) 2017: Die Digitale Transformation im Gesundheitswesen: Transformation, Innovation, Disruption. 1. Aufl., Berlin 2017.

Matusiewicz, David / Kaiser, Linda (Hrsg.) 2018: Digitales betriebliches Gesundheitsmanagement. Theorie und Praxis, Wiesbaden 2018.

2016: Mobile Health im Faktencheck, Düsseldorf.

Mühlner, Jens 2017: Digitale Gesundheit 2017.

Neves, José / Vicente, Henrique / Esteves, Marisa / Ferraz, Filipa / Abelha, António / Machado, José / Machado, Joana / Neves, João / Ribeiro, Jorge / Sampaio, Lúzia 2018: A Deep-Big Data Approach to Health Care in the AI Age. in: Mobile Networks and Applications,Vol. 23,Nr. 4 (2018), S. 1123–1128.

Rghioui, Amine / Oumnad, Abdelmajid 2018: Challenges and Opportunities of Internet of Things in Healthcare. in: International Journal of Electrical and Computer Engineering (IJECE),Vol. 8,Nr. 5 (2018), S. 2753.

Riek, Laurel D. 2017: Healthcare robotics. in: Communications of the ACM,Vol. 60,Nr. 11 (2017), S. 68–78.

Rodriquez, Erik J. / Pérez-Stable, Eliseo J. 2017: The Time Is Now for eHealth Research With Latinos. in: American journal of public health,Vol. 107,Nr. 11 (2017), S. 1705–1707.

Rogowski, Wolf (Hrsg.) 2016: Business Planning im Gesundheitswesen. Die Bewertung neuer Gesundheitsleistungen aus unternehmerischer Perspektive, Wiesbaden 2016.

Schäffler, Birte 2016: Smart Healthcare. Die Zukunft beginnt heute. in: Healthcare Marketing, S. 24–27.

Schallmo, Daniel / Brecht, Leo 2013: Geschäftsmodell-Innovation. Grundlagen, bestehende Ansätze, methodisches Vorgehen und B2B-Geschäftsmodelle, Wiesbaden 2013.

Schmidt, Christoph M. 2018: Fachkräftebedarf im Gesundheits- und Sozialwesen 2030. Gutachten im Auftrag des Sachverständigenrates zur Begutachtung der gesamtwirtschaftlichen Entwicklung, Essen.

Statista 2019: Digital Health.

2019: Status quo der Digitalisierung im Gesundheitswesen. in: KU Gesundheitsmanagement, S. 16–18.

Steele, Robert / Lo, Amanda 2013: Telehealth and ubiquitous computing for bandwidth-constrained rural and remote areas. in: Personal and Ubiquitous Computing,Vol. 17,Nr. 3 (2013), S. 533–543.

van Berck, Julia / Knye, Manfred / Matusiewicz, David 2019: Automotive Health. Gesundheit im Auto im (Rück-)spiegel der Kundenbedürfnisse, [S.l.] 2019.

Welfens, Paul J.J. / Schröder, Christian / Emons, Oliver 2016: Europäische Innovations- und Spezialisierungsdynamik im Gesundheitssektor. Vergleichsperspektiven und wirtschaftspolitische Konsequenzen, Berlin, Boston 2016.

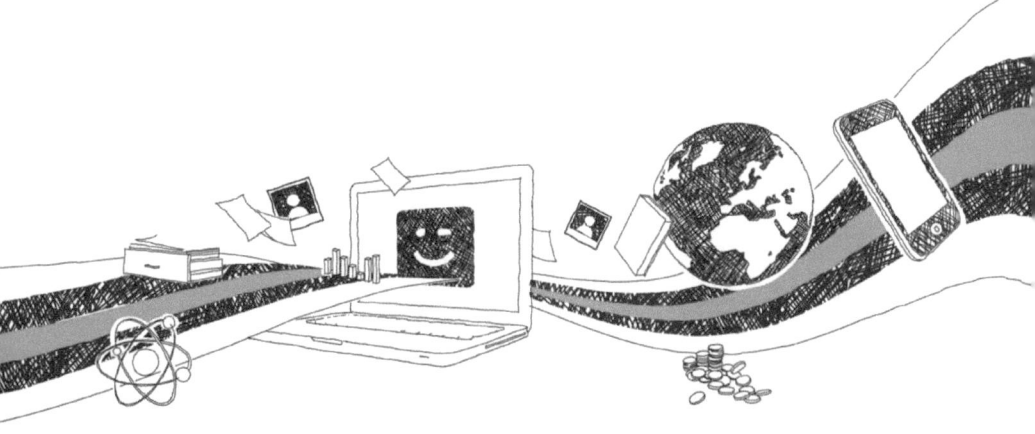
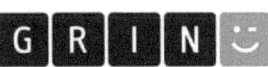